糖尿病レシピ 35:

健康でおいしい方法

ジョセフ　コレア著

Joseph Correa

公認スポーツ栄養士

著作権

この刊行物は、主題内容に関して、正確で信頼できる情報を提供するよう意図されています。

著者も発行者も、医療アドバイスは提供はしていないという理解の上で、本書は販売されています。もし医療アドバイスやアシスタントが必要な場合は、医師にご相談下さい。

本書はガイドであり、あなたの健康を損なう方法で使用されるべきではありません。栄養プランを始める前に、医師に相談し、そのプランがあなたに合ったものかご確認下さい。

著者からの挨拶

家族からの動機づけと協力なしには、本書の
実現と成功はなかったでしょう。

糖尿病レシピ 35:

健康でおいしい方法

ジョセフ　コレア著

Joseph Correa

公認スポーツ栄養士

目次

著者について

公認スポーツ栄養士やプロのスポーツ選手として、適切な栄養取得が身体に与えるポジティブな効果を信じています。何年にもおいて私が健康でいられるのは、私の知識や経験のおかげで、家族や友達にもそれらの知識や経験を共用しています。健康な食事や水分の摂り方を知れば知るほど、自分の食生活や人生をより早く改善したいと思うでしょう。

栄養素は健康で長生きする為の鍵となります。さぁ今日から始めましょう。

はじめに

「糖尿病レシピ 35：健康でおいしい方法」は、血糖値を自然に効果的に管理する助けになります。今の食事に取って代わるものではないですが、日々の通常の食事を補足するものとなります。

忙しすぎて正しい食事が摂れないという問題を抱えることがありますが、だからこそ、この本は時間を節約しながら、到達したい目標を達成できるよう体に栄養素を与えることを可能にするのです。

この本によって：

―血糖値を管理できる

―代謝を改善できる

―エネルギー量があがる

―消化器官の働きを改善できる

ジョセフ　コレアは公認スポーツ栄養士であり、プロのスポーツ選手です。

糖尿病とは？

糖尿病とは、人が高血糖値と呼ばれる、高い血中のブドウ糖値を示す代謝の病気です。ブドウ糖とは、細胞がエネルギーを作り出すのに重要な要素で、ブドウ糖が細胞に入るには 2 つの状況が整なわなければいけません：細胞がレセプターと呼ばれる"ドア"を持っていなければいけなく、また、インシュリンというホルモンがこれらのレセプターを開ける役割をしなければいけません。レセプターやインシュリンの欠如は、血流のブドウ糖を累積してしまい、健康に害を及ぼします。

この 2 つのどちらのメカニズムに欠陥が生じているかによって、糖尿病のタイプは 2 つに分けられます。1 型糖尿病とは、膵臓でつくられるインシュリンが破壊され、血糖値があがる場合に起こります。2 型糖尿病は、インシュリンは豊富にあるにも関わらず、細胞のレセプターが少ないため、ブドウ糖が入り込めず、血糖値があがる場合に起こります。

糖尿病をどう管理できるか？

この病気を管理する重要な点は、ヘルシーでバランスのとれた食事管理です。

何をどれだけ食べるかに気をつけることと、最適な体重を維持することで、血糖値は管理できます。

1 型糖尿病の人はインシュリンが必要となる一方、2 型糖尿病の初期症状では、食事制限とライフスタイルの改善で、血中のブドウ糖値を管理することができる為、薬は必要ありません。

それでは、どういった食事制限がお勧めなのかみていきましょう：

1.　　色んなものを摂取しましょう。全ての食べ物のグループの食材を使って健康な食事プランを作りましょう。
2.　　体が必要としている量の食事を取得しましょう。食べなさ過ぎ、食べ過ぎ、両方とも問題ですが、特に食べ過ぎは、糖尿病の深刻な問題となる体重増加につながります。
3.　　野菜、穀物、果物をたくさん摂取しましょう。植物はミネラルとビタミンが豊富で、コレステロールがありません。
4.　　飽和脂質とコレステロールが低いものを食べましょう。

5.　キャンディー、デザート、ソーダやアルコール等の食べ物や飲み物は控えめに摂取しましょう。（またはできるなら、完全に控えるのも良いでしょう）

何を食べるべきか？

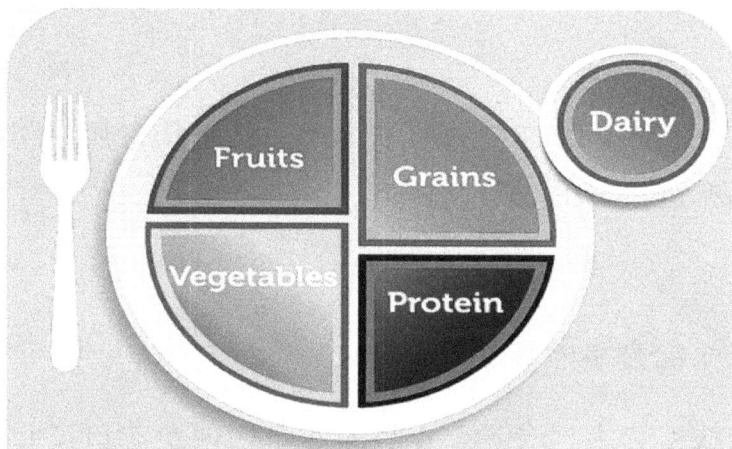

この図はヘルシーな食事へのガイドラインで、バランスのとれた食事を選ぶ助けとなります。

野菜: 体が必要とする栄養素を満たす為、色んな種類の野菜を摂取しましょう。特に、乾燥した豆や、エンドウマメ、濃緑野菜や、オレンジの野菜を摂りましょう。

穀物: 加工がすくなく、栄養価が高い為、全粒のものを多く摂りましょう。玄米、全粒小麦、オーツ、大麦、シリアルを選びましょう。

果物: たくさんの果物を摂り、ジュースは控えめにしましょう。ジュースは炭水化物が高く、食物繊維が低いです。

<u>たんぱく質</u>: 最高のたんぱく質源は、鶏肉、魚、乾燥した豆、卵、ナッツやシーズ等の脂身の少ないものです。

<u>乳製品</u>: 脂肪の取得を減らすため、低脂肪や無脂肪の乳製品を選びましょう。

ヘルシーな食事のヒント：

食事を抜くことはやめ、4 時間ごとに何かを口にしましょう。

量と炭水化物の取得量に気をつけましょう。飽和脂質、コレステロール、塩分がひく食事を選びましょう。

家で食事を作り、何を摂取しているかを管理しましょう。

これから紹介するレシピを試してみて、ヘルシーな食事がどれだけおいしくあるかをみてみてください。

カレンダー

第1週

1日目:

卵と野菜のマフィン

スナック：リンゴとピーナツバター

チキンスープ

スナック：ポップコーン1カップ

カリフラワーのロースト

2日目：

ベリーとアーモンドのオートミール

スナック：ベジタブルディップ

ローストターキーと野菜

スナック：トマトとカッテージチーズ

きゅうりとクランベリーのサラダ

3日目：

ピーチスムージー

スナック：トレイルミックス

チキンドラムスティックとトマト

スナック：ハムとパイナップル

キノアのピラフ

4 日目：

簡単オムレツ

スナック：スムージー

ポーチドサーモンとアスパラガス

スナック：洋ナシとチーズ

ローストトマト

5 日目：

ブルーベリーパンケーキ

スナック：ギリシャ風ヨーグルトとストロベリー

クラムチャウダー

スナック：キャロットとランチソース

豆腐ディナー

6 日目：

フルーツのヨーグルトがけ

スナック：ライ麦のクリスプ

メキシコ風チキンサラダ

スナック：きゅうりとランチソース

野菜のラザニア

7 日目：

スモークサーモンのラップ

スナック：フルーツのパフェ

生姜と牛肉の炒め

スナック：大豆のロースト

なすびとルッコラのサラダ

第 2 週

1 日目：

フリタッタ

スナック：トマトとカッテージチーズ

チキンのバジルとトマト風味

スナック：ベジタブルディップ

ファラフェルバーガー

2 日目：

ベジタブルサンドイッチ

スナック：ポップコーン 1 カップ

豚肉のカレー風味

スナック：リンゴとピーナツバター

ヒヨコマメのスープ

3 日目：

卵リゾット

スナック：洋ナシとチーズ

サーモンと野菜のオーブン焼き

スナック：スムージー

エンドウマメとアーティチョークのピュレー

4 日目：

豆腐のスクランブル

スナック：トレイルミックス

ビーフサラダ

スナック：ハムとパイナップル

アボカドとグレープフルーツのサラダ

5 日目：

ベリーとアーモンドのオートミール

スナック：ライ麦のクリスプ

ガーリックシュリンプのほうれん草添え

スナック：きゅうりとランチソース

グリル野菜のサラダ

6 日目：

簡単オートミール

スナック：ギリシャ風ヨーグルトとストロベリー

チキンスープ

キャロットとランチソース

キノアのピラフ

7日目：

ブルーベリーパンケーキ

スナック：大豆のロースト

生姜と牛肉の炒め物

スナック：フルーツのパフェ

きゅうりとクランベリーのサラダ

第 3 週

1 日目 :

ピーチスムージー

スナック : リンゴとピーナツバター

メキシコ風チキンサラダ

スナック : ベジタブルディップ

ファラフェルバーガー

2 日目 :

卵と野菜のマフィン

スナック : ポップコーン 1 カップ

ポーチドサーモンとアスパラガス

スナック : トマトとカッテージチーズ

カリフラワーのロースト

3 日目 :

フルーツのヨーグルト

スナック : トレイルミックス

ガーリックシュリンプのほうれん草添え

スナック：スムージー

卵とアスパラガスのサラダ

4日目：

フリタッタ

スナック：ハムとパイナップル

蓋肉のカレー風味

スナック：キャロットとランチソース

エンドウマメとアーティチョークのピュレー

5日目：

豆腐のスクランブル

スナック：洋ナシとチーズ

サーモンと野菜のオーブン焼き

スナック：スムージー

ローストトマト

6日目：

卵リゾット

スナック：ギリシャ風ヨーグルトとストロベリー

ビーフサラダ

スナック：きゅうりとランチソース

野菜のラザニア

7日目：

ベジタブルサンドイッチ

スナック：ライ麦のクリスプ

クラムチャウダー

スナック：大豆のロースト

アボカドとグレープフルーツのサラダ

第 4 週：

1 日目：

スモークサーモンのラップ

スナック：フルーツのパフェ

チキンのバジルとトマト風味

スナック：ベジタブルディップ

グリル野菜のサラダ

2 日目：

ブルーベリーパンケーキ

スナック：ポップコーン 1 カップ

ローストターキーと野菜

スナック：リンゴとピーナツバター

豆腐ディナー

3 日目：

ベリーとアーモンドのオートミー

スナック：トマトとカッテージチーズ

チキンドラムスティックとトマト

スナック：ハムとパイナップル

ヒヨコマメのスープ

4 日目：

簡単オムレツ

スナック：トレイルミックス

生姜と牛肉の炒め物

スナック：スムージー

きゅうりとクランベリーのサラダ

5 日目：

フルーツのヨーグルトがけ

スナック：ライ麦のクリスプ

豚肉のカレー風味

スナック：キャロットとランチソース

キノアのピラフ

6 日目：

卵と野菜のマフィン

スナック：ギリシャ風ヨーグルトとストロベリー

ポーチドサーモンとアスパラガス

スナック：大豆のロースト

カリフラワーのロースト

7日目：

豆腐のスクランブル

スナック：フルーツのパフェ

クラムチャウダー

スナック：ベジタブルディップ

ファラフェルバーガー

1 ヶ月が 30 日の場合の、エクストラの 2 日分

1 日目：

ベジタブルサンドイッチ

スナック：トレイルミックス

メキシコ風チキンサラダ

スナック：洋ナシとチーズ

アボカドとグレープフルーツのサラダ

2 日目：

フリタッタ

スナック：スムージー

ビーフサラダ

スナック：ポップコーン 1 カップ

ローストトマト

糖尿病レシピ 35

朝食

1.　　卵と野菜のマフィン

マフィンの型で卵を調理することで、オリジナルで量の制限がされた栄養価の高い朝食となります。ブルグアが卵中心のこの 1 品に良い調和となり、野菜が色味と栄養素を加えます。

栄養素（4 人前）：

ブルグア 1/3 カップ

ズッキーニ　¼ カップ、みじん切り

たまねぎ　¼ カップ、みじん切り

トマト小　1 個、　みじん切り

卵　8 個、軽く混ぜたもの

低脂肪フェタチーズ　½ カップ、ぽろぽろの状態で

オリーブオイル　大さじ1杯

オレガノ　小さじ1杯

ローズマリー　小さじ1杯

黒こしょう　小さじ 1/8 杯

水　2/3 カップ

スプレー式オイル

下準備時間：15 分

調理時間：40－45 分

作り方：

オーブンを 180 度（ガス　4）に温めます。12 個のマフィン型をスプレー式の油をかけ、おいておきます。

小さな鍋にブルグアと水を混ぜ、沸騰させ、火を弱めて、ブルグアがやわらかくなるまで、煮ます。余分な水分を除きます。

大きなスキレットに油を熱し、ズッキーニとたまねぎを中火で 5－10 分、混ぜながら炒めます。火からおろし、ブルグア、トマト、チーズを加え、混ぜ合わせます。混ぜ終わったら、マフィン型に流し込みます。

大きなボウルに、卵、オレガノ、こしょうを混ぜあわせます。それを、マフィン型に流し加えます。

中心にナイフをさして、何もついてこなくなるまで 15－18 分オーブンで焼きます。5 分ほど型にいれたまま冷まし、型から出していただきます。

栄養素（1 人前）：256kcal, 炭水化物 15g （食物繊維 3g, 糖質 2g ）, 脂質 15g （ 飽和脂質 5g), たんぱく質 14g, 鉄分 12%, ビタミン A 14%, ビタミン B2 30%, ビタミン B6 11% , ビタミン B9 14%, ビタミン B12 22%

2.　　ピーチスムージー

エネルギーに満ちて、骨によいカルシウムが含まれた美味しくクリーミーなスムージーで 1 日をスタートさせましょう。フルーツを変えて試してみるのも良いでしょう。

材料（1 人前）：

ピーチ味の無脂肪ヨーグルト 250g 、カロリーゼロの甘味料を添えて

無脂肪ミルク½ カップ

ピーチ　1 カップ、スライス

砕いた氷　½ カップ

下準備時間：5 分

調理時間：なし

作り方：

フルーツ、ミルク、ヨーグルトをミキサーに入れます。氷を加え、滑らかになるまでミキサーにかけ、いただきます。

栄養素（1 人前）：227kcal, 炭水化物 30g (食物繊維 1g, 糖質 29g), 脂質 2g (飽和脂質 2g), たんぱく質 17g , カルシウム 70% , マグネシウム 14%, ビタミン A 18% , ビタミン C 13% , ビタミン B1 11% , ビタミン B2 42% , ビタミン B5 15% , ビタミン B12 31%

3.　ベジタブルサンドイッチ

爽やかなズッキーニと夏かぼちゃで、朝食に面白み
を加えましょう。よく味付けされた野菜をグリルし
たモッツアレラと小麦のパンといただくと、歯ごた
えの良い美味しい 1 品となります。

材料（4 人前）：

ズッキーニ中　½ 本、縦方向にスライス

夏かぼちゃ中　½ 個、縦方向にスライス

赤たまねぎ小　1 個、スライス

トマト中　1 個、半分にスライス

全粒小麦のパン　中サイズ、4 スライス

無脂肪モッツアレラチーズ½ カップ、裂いたもの

塩　1 つまみ

黒こしょう　1 つまみ

バジルの葉　¼ カップ

スプレー式オイル

下準備時間：10 分

調理時間：15 分

作り方：

夏かぼちゃ、ズッキーニ、トマト、たまねぎにオイルを軽くスプレーし、塩、こしょうをふります

電気グリルを温めます。ズッキーニ、かぼちゃ、たまねぎを柔らかくなるまで焼き、裏返します。トマトを加え、全体的に火がまわり、焼き色がつくまで焼きます。パンを 1 分ほど焼き、裏返しチーズをのせ、さらに 1 分焼きます。

野菜をお好みのサイズに切り、パンの上にバジルの葉と共にのせ、いただきます。

栄養素（1 人前）：201kcal, 炭水化物 28g （賞持つ繊維 4g, 糖質 8g), 脂質 5g (　飽和脂質 2g), たんぱく質 8g, カルシウム 10%, 鉄分 11%, マグネシウム 14% , ビタミン C　23%, ビタミン K　12%, ビタミン B1　13%, ビタミン B2　13%, ビタミン B3　12%, ビタミン B6 13%, ビタミン B9　14%

4.　　ブルーベリーパンケーキ

美味しいブルーベリーパンケーキでエネルギーレベ
ルを高めましょう。低脂肪ヨーグルトとシナモンパ
ウダーをトッピングすることで、高炭水化物のシロ
ップを置き換えることができます。

材料（4 人前―パンケーキ 8 枚）：

そば粉　½ カップ

全粒小麦粉　½ カップ

卵　1 個

ベーキングパウダー　小さじ½ 杯

ベーキングソーダ　小さじ　¼ 杯

バターミルク　1¼ カップ

ブルーベリー　¾ カップ

バニラエッセンス　小さじ¼ 杯

ステビア抽出物

塩　小さじ¼ 杯

調理用油　大さじ 1 杯

下準備時間：10 分

調理時間：20 分

作り方：

ボウルにそば粉、小麦粉、ステビア抽出物（味付け用）、ベーキングパウダー、ベーキングソーダ、塩を混ぜ合わせます。真ん中にくぼみをつけ、置いておきます。

小さなボウルに卵を溶き、バターミルク、油、バニラを混ぜ合わせます。

バターミルクを混ぜたものを、粉物の混ぜ物のくぼみに流しいれ、少し塊が残るくらいまで混ぜ合わせ、ブルーベリーを加えます。

スキレットに油を軽くぬり、中火にかけ、生地を 1 枚につき¼ カップ流しいれます。直系 8cm くらいに生地をのばします。

中火で焼き、表面に泡がでて、端が乾いてきた頃に裏返し、きつね色になるまで焼きます。温かいうちにいただきます。

栄養素（パンケーキ 2 枚）： 198kcal, 炭水化物 30g（ 食物繊維 4g, 糖質 6g), 脂質 6g , たんぱく質 8g, カルシウム 12%, マグネシウム 17%, ビタミン B2 16%

5.　　スモークサーモンのラップ

スモークサーモンで 1 日をスタートし、ヘルシーな
オメガ 3 脂肪酸を摂取しましょう。全粒小麦のトル
ティーヤは、炭水化物が少なく、食物繊維が高い為、
ベーグルに取って代わる良い選択です。

材料（2 人前）：

スモークサーモン 85g 、細長くカット

クリームチーズスプレッド（ライト）¼ カップ

全粒小麦のトルティーヤ　直径 15 cm を 2 枚

ズッキーニ小　½個、ピーラーでリボン状

アサツキ　小さじ 1 杯

レモンの皮　½ 個分、細かく刻んだもの

レモン汁　小さじ 1 杯

下準備時間：10 分

調理時間：　なし

作り方：

小さなボウルにクリームチーズ、レモン汁、レモンの皮、アサツキを滑らかになるまで混ぜ合わせます。

端を残し、2枚のトルティーヤに均等に塗ります。

それぞれのトルティーヤにサーモンを均等にのせ、リボン状のズッキーニをその上にのせます。

トルティーヤをまき、半分にきっていただきます。

栄養素（1人前）： 255kcal, 炭水化物 29g （食物繊維 3g , 糖質 4g), 脂質 8g (飽和脂質 3g), たんぱく質 14g, ビタミン B3　10%, ビタミン B12　27%

6.　　簡単オムレツ

ビタミン K が豊富な 5 分でできるオムレツで、たんぱく質値が高く、炭水化物が低く、お昼までお腹を満たしてくれます。チェリートマトを 1，2 個添えて、ビタミン C を加えましょう。

材料（2 人前）：

卵　4 個 4

ほうれん草の葉　1 カップ

低脂肪チェダーチーズ　¼ カップ、裂いたもの

イタリアンパセリ　大さじ 1 杯

塩　1 つまみ

粉末赤唐辛子　1 つまみ

スプレー式オイル

下準備時間：5 分

調理時間：5 分

作り方：

テフロン加工のスキレットにオイルをスプレーし、中火にかけます。

大きなボウルに、卵、アサツキ、赤唐辛子、塩を泡立つくらい混ぜます

スキレットに流し込み、プラスチックのへらで半分くらい固まるまで、混ぜます。

混ぜるのをやめ、卵がほぼ固まるまで 30 秒から 1 分火にかけます。

チーズをふりかけ、ほうれん草を上にのせ、半分に折り形を整え、いただきます。

栄養素（1 人前）： 185kcal, 炭水化物 2g, 脂質 11g (飽和脂質 3g), たんぱく質 17g, カルシウム 13%, 鉄分 12% , ビタミン A 38%, ビタミン K 90%, ビタミン B2 31%, ビタミン B5 14%, ビタミン B12 20%

7.　ベリーとアーモンドのオートミール

オートミールは、低脂肪で水溶性繊維が高いだけでなく、食欲を抑え、ブドウ糖値を下げるので、最適な朝食といえます。ラズベリーを加えて、味わいを滑らかにし、グラス 1 杯の無脂肪ミルクを添えて、1日に必要な量の半分のカルシウムを摂取しましょう。

材料（1 人前）：

調理済みオートミール　½ カップ

アーモンド　6 粒、細かく刻んだもの

ラスベリー　1 カップ

無脂肪ミルク　1 カップ

下準備時間：5 分

調理時間：なし

作り方：

温かい調理済みのオートミールに、ラズベリーとアーモンドを混ぜいれます。グラス 1 杯のミルクと一緒にいただきます。

栄養素（1 人前）: 256kcal, 炭水化物 44g (食物繊維 10g, 糖質 17g), 脂質 5g, たんぱく質 13g, カルシウム 56%, 鉄分 13%, マグネシウム 32%, ビタミン A 24%, ビタミン C 58%, ビタミン E 20%, ビタミン K 12% , ビタミン B1 15%, ビタミン B2 27% , ビタミン B9 11%, ビタミン B12 16%

8.　　豆腐のスクランブル

チーズを菜食主義者に人気の豆腐に代えて、高たんぱく質とヘルシーな脂質をエンジョイしましょう。この 1 品をチリペパーといただき、1 日のスタートをアクセル全開で迎えましょう。

材料（1 人前）：

木綿豆腐　225g

プラムトマト　½ カップ、みじん切り

にんにく　1 片、みじん切り

たまねぎ　¼ カップ、みじん切り

チリペパー　1 個、種を抜きみじん切り

オリーブオイル　小さじ 1 杯

チリパウダー　小さじ½ 杯

塩　小さじ 1/8 杯

ライムジュース　小さじ 1 杯

クミン　小さじ¼ 杯

ドライオレガノ　小さじ¼ 杯

コリアンダー小枝　　（お好みで）

下準備時間：10 分

調理時間：10 分

作り方：

豆腐を水切りし、半分に切り、ペーパータオルで水気をとります。ボウルに豆腐をぼろぼろに崩し、おいておきます。

大きめのテフロン加工のスキレットにオリーブオイルをひき、中火にかけます。ペッパー、たまねぎ、にんにくを入れ、4 分ほど炒めます。味付けをし、30 秒ほど火を通し、崩した豆腐を加えます。火を弱め、5 分ほどかき混ぜながら炒めます。ライムジュース、トマト、コリアンダーをトッピングし、いただきます。

栄養素（1 人前）：229kcal, 炭水化物 7g (食物繊維 1g, 糖質 4 g), 脂質 13g　(飽和脂質 1g), たんぱく質 16g, カルシウム 49%, 鉄分 25%, マグネシウム 27%, ビタミンA　12%, ビタミン C　21%, ビタミン K　18%, ビタミン B1　11%, ビタミン B6　13%, ビタミン B9　13%

9. フルーツのヨーグルトがけ

新鮮な食材と自然な炭水化物で、フルーツのヨーグルトがけをつくりましょう。パイナップルとバニラで美味しい組み合わせが出来上がりますが、どんなフルーツでも美味しく出来上がるでしょう。

材料（2人前）:

低脂肪プレーンヨーグルト　1カップ

パイナップル　200g、砕いたもの

ストロベリー　1カップ、半分にカット

バニラエッセンス　小さじ1杯

下準備時間：5分

調理時間：なし

作り方：

ヨーグルト、砕いたパイナップルとバニラエッセンスを混ぜ合わせます。蓋をし、1時間（または一晩）冷やします。

2 つのボウルに半分のヨーグルトを均等に分け、ストロベリーを加えます。残りの半分のヨーグルトを更に加え、いただきます。

栄養素（1 人前）：160kcal, 炭水化物 27g (食物繊維 4g, 糖質 22g), 脂質 2g (飽和脂質 1g), たんぱく質 8g, カルシウム 24%, マグネシウム 10%, ビタミン C 156%, ビタミン B2 18%, ビタミン B5 10%, ビタミン B6 11%, ビタミン B9 18% , ビタミン B12 11%

10.　　卵リゾット

発想を変えて、朝ごはんにリゾットはいかがでしょう。米をスティールカットオーツに換えることで、朝ごはん向けにし、炒めた野菜とブリーチーズでさらに美味しい 1 品となります。

材料（4 人前）：

卵　4 個

スティールカットオーツ½ カップ

水 1½ カップ

赤ピーマン　½ カップ、みじん切り

マッシュルーム　½ カップ、スライス

低脂肪ブリーチーズ 40g 、　外皮を除いて

ほうれん草　1 カップ、みじん切り

新たまねぎ　1 個、スライス

塩　1 つまみ

バジル 1/8 カップ、　丸めてカット

黒こしょう

スプレー式オイル

下準備時間：5 分

調理時間：15 分

作り方：

テフロン加工の鍋にオイルをスプレーし、火にかけます。ピーマンとマッシュルームを入れ、5 分ほど炒めます。たまねぎを加え、さらに 3 分ほど火を通し、炒めた野菜を皿に移しておきます。

オーツを先ほどの鍋にいれ、1 ½ カップの熱湯を入れ混ぜ、水気がなくなるまで煮ます。オーツがやわらかくなったら、火からおろし、チーズを加え、チーズが溶けてオーツによく混ざるまで混ぜます。ほうれん草と先ほど炒めた野菜を加えます。

テフロン加工のスキレットにオイルをスプレーし、中火にかけます。卵を 4 個スキレットに割りいれ、それぞれ混ざらないように目玉焼きをつくります。火を弱め、白身に火が通り、黄身が固まるまで焼きます。それぞれを裏返し、半熟がお好みなら 30 秒、固いのがお好みなら 1 分焼きます。

オーツを 4 個のボウルに均等にとりわけ、それぞれに目玉焼きをのせ、こしょうとバジルをふりかけ、いただきます。

栄養素（1 人前）: 197kcal, 炭水化物 15g　(食物繊維 2g, 糖質 1g　), 脂質 8g (飽和脂質 2g), たんぱく質 12g, 鉄分 12%, マグネシウム 12%, ビタミン A　10%, ビタミン C　30%, ビタミン K　57%, ビタミン B1　14%, ビタミン B2　19%, ビタミン B5　11%, ビタミン B9 14%, ビタミン B12　11%

11. フリタッタ

この野菜豊富な卵白でできたフリタッタは、コレステロールが低く、たんぱく質が高く、栄養価の高い朝食となります。お好みで、フェタチーズをゴートチーズやパルメザンチーズに変更しても良いでしょう。

材料（2人前）：

卵　3個

卵白　6個分

ブロッコリーの房　小　2カップ

チェリートマト1カップ、　4等分にカット

フェタチーズ　¼カップ

エシャロット　大さじ2杯、みじん切り

塩、黒こしょう　小さじ¼杯

スプレー式オイル

下準備時間：10 分

調理時間：15－20 分

作り方：

中サイズのボウルに、卵白、卵、塩こしょうを混ぜ、チーズを加え混ぜ、おいておきます。

テフロン加工の浅鍋に油をひき、中火にかけ、ブロッコリーとエシャロットを、かき混ぜながら 8－10 分火を通します。先ほどの卵を混ぜたものを加え、中一弱火にし、固まるまで火を通します。へらを使い、端を持ち上げ、固まっていない卵が下に流れるようにします。卵が固まったら、トマトを上に飾ります。

火からおろし、5 分ほど置いておき、4 等分にカットしていただきます。

栄養素（1 人前）： 270kcal, 炭水化物 10g (食物繊維 3g, 糖質 4g), 脂質 12g (飽和脂質 5g), たんぱく質 26g, カルシウム 19%, 鉄分 13%, マグネシウム 14%, ビタミン A　32%, ビタミン C　151%, ビタミン K　123%, ビタミン B1　11%, ビタミン B2　68%, ビタミン B5

20%, ビタミン B6　21%, ビタミン B9　28%, ビタミン B12　23%

ランチ

12.　ローストターキーと野菜

このハーブで味付けされたローストターキーと野菜の組み合わせは、ランチに適しており、あなたの味覚も満足させてくれるでしょう。たんぱく質とビタミン A が豊富で、お腹をいっぱいにしてくれる栄養価の高い食事です。

材料（2 人前）：

ターキーの皮なし胸肉 300g

赤ポテト小　200g 、4 等分にカット

ベビーキャロット 1 カップ、縦半分にカット

赤パールオニオン　1 カップ、半分にカット

にんにく　2 片、みじん切り

パセリ　大さじ 1 杯

ローズマリー　小さじ½杯

タイム　小さじ½杯

オリーブオイル　小さじ1杯

塩　小さじ¼杯

黒こしょう　小さじ¼杯

スプレー式オイル

下準備時間：10 分

調理時間：2 時間

作り方：

オーブンを 200℃（ガス　6）に温めます。ローズマリー、パセリ、にんにく、タイム、塩、こしょうを小さなボウルに混ぜます。小さじ 1 杯のハーブのミックスをおいておきます。

ローストパンにローストラックをおき、ターキーの胸肉をその上にのせます。オイルを軽くスプレーし、均等に残りのハーブのミックスをふり、手でなじませ、カバーをせずに 20 分焼きます。

ベビーキャロット、パールオニオン、ポテトを大きなボウルに入れ、残しておいた小さじ 1 杯のハーブのミックスをいれ、均等に混ぜます。ローストパン

に野菜をいれ、ターキーの周りに均等になるように
します。

オーブンの温度を 180℃（ガス　4）に下げ、肉汁が
透明になり、ターキーがピンク色でなくなるまで１
時間半焼きます。野菜を１度混ぜます。

ターキーをまな板に移し、アルミホイルでカバーを
し、１０分ほど寝かせます。肉を切り分け、ターキ
ーと野菜を等分に２つの皿に盛り付け、いただきま
す。

栄養素（１人前）： 315kcal, 炭水化物 38g　(食物繊
維 5g, 糖質 14g), 脂質 5g, たんぱく質 29g, 鉄分 21% ,
マグネシウム 17%, ビタミン A　235% , ビタミン C
60%, ビタミン K　14%, ビタミン B1　23%, ビタミン
B2　34%, ビタミン B5　10%, ビタミン B6　33% , ビタ
ミン B9　15%

13.　　ガーリックシュリンプのほうれん草添え

新鮮なほうれん草とにんにく風味の海老を組み合わせ、低カロリー、低炭水化物、高栄養価の１品を作りましょう。パルメザンチーズを振り掛けることによって、美味しさが更に際立たちます。

材料（２人前）：

生、または冷凍の皮付き海老 250g

ほうれん草　４カップ

にんにく　２片、みじん切り

レモンの皮　小さじ½杯、細かく刻んだもの

オリーブオイル　大さじ１杯

パルメザンチーズ　大さじ１杯、刻んだもの

黒こしょう　１つまみ

下準備時間：5分

調理時間：10分

作り方：

海老が凍っているなら、解凍します。皮をむき、背ワタをとります。小さなボウルに、海老、にんにく、レモンの皮、こしょうを混ぜ合わせます。

蓋つきの中華なべにスチームバスケットをおき、バスケットの少し下くらいまで水を加えます。

スチームに、重ねないように海老を並べ、蓋をして中火で 5−6 分ほど蒸します。海老を取り出し、温めておきます。

スチームにほうれん草を加え、しなっとするまで 2 分ほど蒸します。

ほうれん草を 2 皿に分け、海老をその上にのせ、パルメザンチーズをふり、いただきます。

栄養素（1 人前）： 220kcal, 炭水化物 3g （食物繊維 2g), 脂質 9g (飽和脂質 1g), たんぱく質 11g, カルシウム 15%, 鉄分 26%, マグネシウム 24%, ビタミン A 116% vitamin, ビタミン C 32% , ビタミン E 22%, ビタミン K 367%, ビタミン B3 13%, ビタミン B6 12%, ビタミン B9 31% , ビタミン B12 25%

14.　ビーフサラダ

牛肉はお腹を満たすだけでなく、たんぱく質が豊富に含まれ、野菜と組み合わせるとヘルシーで見た目にもきれいなランチになります。はちみつを少し加えることで、既に栄養価の高い 1 品に甘みと照りをだします。

材料（4 人前）：

牛肉フランク 340g

ミックスサラダ 6 カップ

トマト小　2 個、くし型切り

ライムの皮　小さじ½ 杯、細かく刻んだもの

ライムジュース 1/3 カップ

たまねぎ　¼ カップ、みじん切り

にんにく　1 片、みじん切り

はちみつ　大さじ 2 杯

オリーブオイル　大さじ 2 杯

フルーツペクチン　大さじ 2 杯

水　大さじ 6 杯

下準備時間：10 分

調理時間：30 分

作り方：

ライムジュース、ライムの皮、大さじ 3 杯の水、オリーブオイルを蓋つきの瓶にいれ、蓋をしめ、 よく振ります。半分をボウルに入れ、たまねぎとにんにくを加えます。残りの半分はおいておきます。

牛肉の表面を浅く斜めに 2cm 間隔でクロスに切れ込みを入れ、裏面も同じように切り込みを入れ、プラスチックの袋に入れ、浅い皿にのせます。ライムジュースにたまねぎとにんにくを加えたものを牛肉にかけ、袋の口を閉め、冷蔵庫で 24 時間、時々裏返しながら寝かせます。

フルーツペクチンに水を少しずつ溶かし、ドレッシングを作ります。とっておいた残りのライムジュースとはちみつを加え、蓋をして 24 時間冷やします。

牛肉の水切りをし、余分な汁は捨て、温まっていない状態のブロイラーのラックに肉をのせます。火か

ら 4－6cm のところでお好みの焼き加減に焼き、裏返します。

２枚の皿に、トマトとサラダを盛り付け、その上に薄くカットした牛肉をのせ、ドレッシングをかけ、いただきます。

栄養素（１人前）：252kcal, 炭水化物 14g （食物繊維 2g, 糖質 10g), 脂質 7g (飽和脂質 2g), たんぱく質 18g, 鉄分 14%, ビタミン C　31%, ビタミン B3　20%, ビタミン B6　20%, ビタミン B12　25%

15. チキンドラムスティックとトマト

このルイジアナ風味の 1 品は、低炭水化物の鶏肉をより美味しいものにします。全粒のヌードルが質のいい炭水化物の源となり、ホットソースがシンプルな味にひと味添えます。

材料（2 人前）：

チキンドラムスティック（骨なし）2 本

冷凍カットオクラ　½ カップ

調理済み全粒ヌードル　1 カップ

シチュートマト 1 缶（無塩）200g

パウダードライタイム　小さじ½ 杯

ホットソース　小さじ1 杯

塩　1 つまみ

黒こしょう　1 つまみ

スプレー式オイル

下準備時間：5 分

調理時間：40 分

作り方：

大きめのテフロン加工のスキレットに、オイルをスプレーし、中火にかけます。鶏肉を全ての面を返しながら　きつね色になるように 6 分ほど焼きます。シチュートマトの缶詰を入れ、オクラ、タイム、ホットソースの 2/3 、塩こしょうを加え、沸騰させます。火を弱め、蓋をして 30 分ほど煮込みます。

皿 2 枚に鶏肉をとりわけ、残りのホットソースをスキレットに加え、ソースを鶏肉にかけます。　ヌードルと共にいただきます。

栄養素（1 人前）： 245kcal, 炭水化物 26g　(食物繊維 5g, 糖質 5g), 脂質 6g　(飽和脂質 2g), たんぱく質 18g, 鉄分 16%, マグネシウム 15%, ビタミン C　21%, ビタミン K　23% , ビタミン B1　14%, ビタミン B2　14% , ビタミン B3　27%, ビタミン B5　14%, ビタミン B6 16%, ビタミン B9　14%

16. クラムチャウダー

ポテトの量を減らし、カリフラワーを加えることによって、ヘルシーなクラムチャウダーをつくりましょう。味わいを失うことなく、濃厚で栄養素が含まれた1品を楽しむことができます。

材料（2人前）：

あさりの水煮缶　1缶280g

ターキーベーコン　1スライス、半分にカット

無脂肪ミルク　1½カップ

人参　½カップ、　粗く刻む

たまねぎ中　½個、みじん切り

セロリの茎　½本、薄くスライス

じゃがいも　中　1個、1cm角にカット

カリフラワーの房1カップ、1cm角にカット

パウダータイム　1つまみ

黒こしょう　1つまみ

小麦粉　大さじ1杯

水

スプレー式オイル

下準備時間：10 分

調理時間：25 分

作り方：

アサリを水切りし、水分をとっておきます。半分の量を、みじん切りにし、おいておきます。アサリの缶詰の水に、水を足し、¾ カップになるように調節し、おいておきます。

鍋にオイルをスプレーし、中火にかけます。ベーコン、セロリ、たまねぎを加え、5−8 分かき混ぜながら炒めます。ベーコンを鍋からとりあげ、ペーパータオルで油抜きして、おいておきます。

鍋に、じゃがいも、カリフラワー、こしょう、タイム、アサリの缶詰の水気を加える。 沸騰させて、火を弱め、蓋をして 10−12 分煮ます。火から下ろし、少し熱をとります。鍋の中身半分をフードプロセッサーに移し、滑らかになるまでまぜます。そして鍋にもう 1 度戻します。

中くらいのボウルに牛乳と小麦粉を混ぜ、先ほどの鍋に加え、混ぜながら沸騰させます。みじん切りのアサリとそうでないアサリ、人参を加え、沸騰させ、火を弱め、更に 1 分煮ます。

チャウダーを 2 つのボウルにとりわけ、ベーコンをのせ　いただきます。

栄養素（1 人前）：178kcal, 炭水化物 28g　(食物繊維 5g, 糖質 4g)、　脂質 4g (飽和脂質 1g)、たんぱく質 6g, マグネシウム 14%, ビタミン A　103%, ビタミン C 82%, ビタミン K　22%, ビタミン B1　11%, ビタミン B3　12%, ビタミン B6　23%, ビタミン B9　16%, ビタミン B12　110%

17.　豚肉のカレー風味

遊び心を出して、パイナップルジュースやリンゴを使い、豚肉の新たな美味しさをひきだしましょう。このたんぱく質豊富な 1 品は、わずか 15 分で出来上がります。

材料（2 人前）：

骨なしポークロイン 170gX2 枚

パイナップルジュース（無糖）½ カップ

白菜　2 カップ、みじん切り

青リンゴ　中½個、くし型きり

新たまねぎ　大さじ 1 杯、スライス

カレーパウダー　小さじ 1 杯

塩　1 つまみ

黒こしょう　1 つまみ

下準備時間：5 分

調理時間：10 分

作り方：

ポークロインの脂身を取り除き、圧力鍋に入れます。パイナップルジュース、塩、こしょう、カレーパウダーを混ぜ、その上にかけいれます。

蓋を閉めます。圧力鍋を 7Kg で強火にし、圧を維持するよう、火を弱めます。3 分調理し、火からおろし、自然に圧力がとまるまでおいておきます。気をつけながら蓋を開け、穴じゃくしでポークロインをお皿に移し、冷めないようホイルでカバーします。

圧力鍋に残った汁を沸騰させ、リンゴを加えて火を弱め、蓋をせずに 3 分間かき混ぜながら煮込みます。白菜とたまねぎを加え、1〜2 分煮込み、穴じゃくしで残りをポークロインのお皿に移す。残りの汁を、ポークロインの上にスプーンでかけ、いただきます。

栄養素（1 人前）：300kcal, 炭水化物 17g (食物繊維 2g, 糖質 11g), 脂質 6g (飽和脂質 1g), たんぱく質 39g, マグネシウム 13%, ビタミン A 26%, ビタミン C 94%, ビタミン B1 61%, ビタミン B2 22%, ビタミン B3 60%, 美tマイン B5 12%, ビタミン B6 68%, ビタミン B12 14%

18.　サーモンと野菜のオーブン焼き

手軽に　炭水化物が低く、たんぱく質が高いランチを用意しましょう。サーモンをおいしい野菜と甘いオレンジのスライスに挟んで焼くだけで、栄養価の高い食事を楽しめます。

材料（2人前）：

生、または冷凍の鮭（皮なし）200g

人参　1カップ、薄くスライス

マッシュルーム　1カップ、スライス

新たまねぎ　¼カップ、スライス

にんにく　2片、半分にカット

オレンジ　中　1個、スライス

オレンジの皮　小さじ1杯、細かく刻んだもの

オリーブオイル　大さじ1杯

オレガノ　小さじ1杯

塩　1つまみ

黒こしょう　1つまみ

下準備時間：10 分

調理時間：30 分

作り方：

もし冷凍サーモンなら、解凍し、水洗いしてペーパータオルで水切りし、おいておきます。

湯を沸かし、人参を 2 分ほど茹で、水切りし、おいておきます。

大きなボウルに、人参、マッシュルーム、たまねぎ、オレンジの皮、オレガノ、にんにく、塩、こしょうを混ぜあわせます。

野菜を 2 枚のアルミホイルの真ん中にわけおきます。それぞれの野菜の上に、サーモンをのせ、オリーブオイルを少し垂らし、塩こしょうをします。その上にオレンジの輪切りをのせ、ホイルを閉じ、2 重にしめます。

ベイキングシートに、重ねないようそれぞれのホイルを並べます。

180℃（ガス　4）でオーブンで 30 分ほど焼きます。湯気でやけどしないように注意しながらホイルを開け、お皿にうつし、いただきます。

栄養素（1 人前）：190kcal, 炭水化物 15g (食物繊維 4g, 糖質 10g), 脂質 3g　(飽和脂質 1g), たんぱく質 22g, マグネシウム 11%, ビタミン A　221%, ビタミン C 69%, ビタミン K　43%, ビタミン B1　20%, ビタミン B2　16%, ビタミン B3　46%, ビタミン B5　15%, ビタミン B6 19%, ビタミン B9　12%, ビタミン B12　50%

19.　メキシコ風チキンサラダ

ビタミンとたんぱく質が豊富に含まれ、たった 15 分でできるこの 1 品を味わいましょう。チキンにスパイスを加え、オレンジとアボカドを添えることによって、新鮮な味付けとなるでしょう。

材料（2 人前）：

鶏胸肉　120g　X　2 枚

ローマンレタス　2 カップ、みじん切り

アボカド　½個、スライス

オレンジ　1 個、スライス

モントレージャックチーズ　25g　細かく刻んだもの

チリパウダー　小さじ½杯

オレガノ　小さじ¼杯

タイム　小さじ¼杯

オレンジジュース　大さじ1杯

オリーブオイル　小さじ1杯

ワインビネガー　小さじ1杯

はちみつ　小さじ½杯

塩　1つまみ

黒こしょう　1つまみ

下準備時間：5 分

調理時間：10 分

作り方：

サランラップを 4 枚用意し、それぞれに鶏をはさみます。肉たたきで 1cm の厚みになるまで叩き、サランラップを外します。

ブロイラーを温めます。小さなボウルにオレガノ、タイム、チリパウダー、塩、こしょうをまぜ、それを鶏肉に、まんべんなくまぶします。

熱していないブロイラーパンのラックに鶏肉をのせ、火から 5－7cm のところで焼き、3－4 分で裏返し、また 3－4 分焼きます。ブロイラーからだし、鶏肉をスライスします。

オレンジジュース、ビネガー、はちみつを中くらいのボウルで混ぜます。レタスを加え、あえます。

レタスを 2 つのお皿にもりつけ、スライスした鶏肉、アボカド、オレンジの輪切りを上にのせ、チーズをふりかけ、いただきます。

栄養素（1 人前）： 330kcal, 炭水化物 18g　(食物繊維 6g, 糖質 11g), 脂質 13g (飽和脂質 3g), たんぱく質 32g, 鉄分 10%, マグネシウム 15%, ビタミン A　86%, ビタミン C　87%, ビタミン K　74%, ビタミン B1　14%, ビタミン B2　13%, ビタミン B3　72%, ビタミン B5 19%, ビタミン B6　42%, ビタミン B9　32%

20.　　生姜と牛肉の炒め物

この高たんぱく質の 1 品に　豊富な野菜を加えて彩りをよくしましょう。玄米は質のよい炭水化物として最適です。

材料（2 人前）：

骨なし牛肉サーロイン　200g

調理済み玄米　1 カップ

減塩チキンブロス　½ カップ

にんにく 1 片、みじん切り

赤ピーマン　中 1 個、細長くカット

ブロッコリーの房　1 カップ

たまねぎ　中　½ 個、スライス

コーンスターチ　小さじ 1 杯

コリアンダー　小さじ½ 杯

ごま油　小さじ 1 杯

下準備時間：10 分

調理時間：10 分

作り方：

繊維にそって一口サイズに細く肉をスライスし、おいておきます。

チキンブロス、コーンスターチ、生姜、コリアンダーを混ぜあわせ、おいておきます。

中華なべにごま油をいれ、中火で熱し、たまねぎを加え 2 分炒め、ブロッコリーとピーマンを加え、さらに 1, 2 分炒め、全て鍋からとりだしておきます。

牛肉を中華なべに入れ、2, 3 分炒め、鍋の中心から動かします。

中華なべの中心にソースを入れ、ソースが煮詰まり泡だつまで火を通し、野菜を鍋に戻しいれます。全ての食材にソースが絡まるようにします。さらに 1, 2 分炒め、玄米と一緒に温かいうちにいただきます。

栄養素（1 人前）：368kcal, 炭水化物 31g (食物繊維 4g, 糖質 3g), 脂質 16g (飽和脂質 5g), たんぱく質 26g,

鉄分 14%, マグネシウム 20%, ビタミン A　10%, ビタミン C　150%, ビタミン K　66%, ビタミン B1　15%, ビタミン B2　12%, ビタミン B3　40%, ビタミン B5 12%, ビタミン B9　14% , ビタミン B12　18%

21. チキンのバジルとトマト風味

体へのビタミン補給だけでなく、バジル風味のチキンに良いアクセントとなる豊富なほうれん草。パルメザンチーズをふりかけ、味わいを深めましょう。

材料（2 人前）：

鶏ささみ 200g

トマト缶詰　1 缶（200g）、水切りして角切り

ほうれん草　4 カップ

パルメザンチーズ　大さじ 1 杯、刻んだもの

バジル 1/8 カップ

塩　1 つまみ

黒こしょう　1 つまみ

スプレー式オイル

下準備時間：10 分

調理時間：8 分

作り方：

大きめのささみは縦に半分にきります。スキレットにオイルをスプレーし、鶏肉を 5 分ほど炒めます。塩こしょうをします。

トマトとバジルを加え、熱がとおったら、火からおろし、ほうれん草を加え、しなっとなるまで混ぜます。

2 枚の皿にとりわけ、チーズをふり、いただきます。

栄養素（1 人前）：161kcal, 炭水化物 8g (食物繊維 3g, 糖質 4g), 脂質 1g, たんぱく質 22g, カルシウム 13%, 鉄分 21%, マグネシウム 22%, ビタミン A　115% , ビタミン C　43%, ビタミン E　11%, ビタミン K　365%, ビタミン B1　12%, ビタミン B2　13%, ビタミン B3　60%, ビタミン B6　34% , ビタミン B9　32%

22. ポーチドサーモンとアスパラガス、パセリがけ

食材が脂肪ではなく味わいを吸収する早い調理法として、ポーチドサーモンを試してみて下さい。濃厚な柑橘系のドレッシングは、魚によくあい、パセリのトッピングが爽やかさを増します。

材料（2 人前）：

皮なしサーモンの切り身　100gX2 枚

アスパラガスの芽 220g 、固い根元は切って

オレンジ 1 個からとれるジュース

レモン ½ 個からとれるレモン汁

レモンの皮　小さじ 1 杯、細かく切る

バター溶かしたもの　小さじ 1 杯

パセリ　大さじ 1 杯

塩　1 つまみ

こしょう　1 つまみ

水　½ カップ

下準備時間：5 分

調理時間：10 分

作り方：

サーモンを水でゆすぎ、ペーパータオルで水気をとります。レモン汁とオレンジジュースを混ぜ、ドレッシング用に 1/8 カップとっておきます。

残りのジュースをスキレットにいれ、水を加えて沸騰させます。サーモンをいれ、火を中火に弱め、蓋をして 4 分煮ます。アスパラガスをサーモンの上にのせ、フォークでサーモンが崩れ、アスパラガスがパリッとするまでさらに 4−8 分煮ます。

とっておいたジュースとパセリ、レモンの皮、バター、塩、こしょうをボウルでまぜます。

サーモンとアスパラガスにそれをかけ、いただきます。

栄養素（1 人前）：182kcal, 炭水化物 9g （食物繊維 2g, 糖質 5g), 脂質 5g （飽和脂質 2g), たんぱく質 21g, 鉄分 16%, マグネシウム 10%, ビタミン A　19%, ビタミン K　52%, ビタミン B1　23%, ビタミン B2　13%,

ビタミン B3　41%, ビタミン B5　11%, ビタミン B6 16%, ビタミン B9　17%, ビタミン B12　50%

23.　チキンスープ

大麦を加えることで、このヘルシーなチキンスープに食感と味わいをもたせます。たんぱく質が高く、炭水化物が少ないので、1日の炭水化物摂取を調整するのに良い1品です。

材料（3人前）：

骨なし鶏胸肉 400g 、1口サイズにカット

じゃがいも 200g 、さいころ切り

マッシュルーム　1カップ、みじん切り

人参　½カップ、みじん切り

たまねぎ　¼カップ、みじん切り

ピーマン　¼カップ、みじん切り

にんにく　2片

バジル　小さじ1杯

パセリ　小さじ1杯

ポルトリーシーズニング　小さじ½杯

インスタント大麦　¼ カップ

オリーブオイル　大さじ 1 杯

チキンブイヨン粒　大さじ 1 杯

黒こしょう　1 つまみ

塩　1 つまみ

下準備時間：10 分

調理時間：25 分

作り方：

鶏肉にポルトリーシーズニングを混ぜ、おいておきます。

オリーブオイルの半量をダッチオーブンで熱し、人参、マッシュルーム、たまねぎ、ピーマン、にんにく、黒こしょう、塩を入れ、かき混ぜながら、10 分ほど火をとおします。　野菜を鍋からとりだし、おいておきます。

残りのオリーブオイルをダッチオーブンに入れ、中火で火にかけ、鶏肉を入れ、5 分ほどやきます。取り

出した野菜を鍋に戻し、水に溶かしたチキンブイヨンを加え、沸騰させます。じゃがいもと大麦を加え混ぜ、再度沸騰させ、火を弱めます。蓋をし、じゃがいもが柔らかくなるまで（15 分ほど）ぐつぐつ煮ます。パセリとバジルを混ぜいれ、ボウル 4 個にとりわけ、いただきます。

栄養素（1 人前）：255kcal, 炭水化物 16g　(食物繊維 2g, 糖質 2g), 脂質 6g, たんぱく質 32g, マグネシウム 15%, ビタミン A　80%, ビタミン C　29%, ビタミン B3 81%, ビタミン B5　22%, ビタミン B6　50%

ディナー

24.　カリフラワーのロースト

少しの食材で簡単にでき、お腹を満たすだけでなく、炭水化物が少ない 1 品です。赤たまねぎとコリアンダーを加えることで、カリフラワーにパンチをきかせ、ビタミン C が豊富に含まれた 1 品にしましょう。

材料（2 人前）：

カリフラワー　中　1 個（575g）、房にきる

赤たまねぎ　中　2 個、厚めのくし型きり

コリアンダー　小さじ 1 杯

オリーブオイル　大さじ 2 杯

コリアンダー　1 つかみ

塩　1 つまみ

こしょう　1 つまみ

下準備時間：5 分

調理時間：25 分

作り方：

オーブンを 200℃（ガス　7）に温めます。カリフラ ワー、赤たまねぎ、コリアンダー、オリーブオイル を一緒に混ぜ、塩こしょうをし、ベーキングシート にのせます。時々まぜながら、きつね色になるまで 25 分焼きます。

コリアンダーをトッピングし、いただきます。

栄養素（1 人前）：　235kcal, 炭水化物 25g (食物繊維 9g, 糖質 12g), 脂質 14g (飽和脂質 2g), たんぱく質 6g, ビタミン C　236%, ビタミン K　63%, ビタミン B1 14%, ビタミン B2　12%, ビタミン B5　19%, ビタミン B6　38%, ビタミン B9 46%

25.　野菜のラザニア

肉を野菜に変えることで、カロリーを大幅に控えた
ラザニアは、ディナーに最適です。カロリー控えめ
のパスタソースを使うことによって、さらにカロリ
ー摂取を抑えられます。

材料（8人前）：

全粒小麦の乾燥ラザニアパスタ 6枚

トマト　中1個、みじん切り

ズッキーニ　中2本、縦に半分に切りスライス

マッシュルーム　2カップ、スライス

たまねぎ　小　1個、みじん切り

低脂肪リコッタチーズ　1カップ

粉パルメザンチーズ　大さじ3杯

無脂肪モッツアレラチーズ　1カップ、裂いたもの

パスタソース　2カップ

パセリ　¼カップ、切ったもの

黒こしょう　小さじ¼杯

オリーブオイル　大さじ1杯

下準備時間：15 分

調理時間：40 分

作り方：

パスタをパッケージの指示通り茹で、水きりし、冷水ですすぎます。

テフロン加工のスキレットで油を熱し、マッシュルーム、ズッキーニ、たまねぎを入れ、中火で 5 分いためます。火からおろし、おいておきます。小さなボウルに、パルメザンチーズ、リコッタチーズ、パセリ、こしょうを混ぜます。

耐熱皿の底に 3 枚ラザニアを並べ、はみだした部分はきりとります。さきほど混ぜたチーズ半分をラザニアの上にかけ、野菜半分をその上にのせ、さらにソース半分をそれに加え、最後にモッツアレラチーズを半分のせます。残りのラザニアをその上に重ね、チーズの残り、野菜、そしてソースを再度重ねます。

オーブンを 190℃ （ガス 5）に温めます。30 分ほど焼き、耐熱皿をオーブンからとりだし、トマトと残りのモッツアレラチーズを上に乗せ、更に 5 分焼きます。

10 分ほどおいてから、いただきます。

栄養素（1 人前）： 251kcal, 炭水化物 31g (食物繊維 3g, 糖質 9g), 脂質 9g (飽和脂質 4g), たんぱく質 14g, カルシウム 23%, マグネシウム 15%, ビタミン A 17%, ビタミン C 21%, ビタミン K 17%, ビタミン B1 12%, ビタミン B2 15%, ビタミン B3 23%, ビタミン B6 16%, ビタミン B9 11%

26.　　なすびとルッコラのサラダ

なすびにルッコラとレーズンを添えて、お腹に優しいヘルシーなサラダにしましょう。ドライクランベリーを加えると、より一層色がひきたちます。

材料（2 人前）：

なすび　中　1 本、ちいさな角切り

ルッコラ　25g

レーズン（1 箱 14g）2 箱

バルサミコ酢　大さじ 1 杯

オリーブオイル　大さじ 1½ 杯

塩　1 つまみ

こしょう　1 つまみ

下準備時間：10 分

調理時間：30 分

作り方：

オーブンを 200℃ （ガス 6）に温めます。なすび
を 2/3 のオリーブオイルと混ぜ、ベーキングシート
で 30 分焼きます。

出来上がったら、レーズン、酢、残りのオリーブオ
イルを加えあえます。それをルッコラの上にのせ、
いただきます。

栄養素（1 人前）：207kcal, 炭水化物 29g (食物繊維
10g, 糖質 14g), 脂質 10g (飽和脂質 1g), たんぱく質 4g,
マグネシウム 11%, ビタミン C 16%, ビタミン E
11%, ビタミン K 39%, ビタミン B1 10%, ビタミン
B3 10%, ビタミン B6 13%, ビタミン B9 13%

27.　トマトのロースト

おいしいトマトと、歯ごたえのいいパン粉、ハーブが利いたにんにく風味のドレッシング、栄養価が高い 1 年中楽しめるヘルシーな 1 品はいかがでしょう。パルメザンチーズをかけて、風味豊かにするのを忘れずに。

材料（2 人前）：

熟す前の固いトマト　中　4 個、横半分にカット

全粒小麦のパン　2 枚、パン粉にする

にんにく　4 片、みじん切り

パルメザンチーズ　大さじ 4 杯、削ったもの

バルサミコ酢　大さじ 2 杯

オリーブオイル　大さじ 2 杯

ドライバジル　大さじ 1 杯、砕いたもの

ドライオレガノ　小さじ 1 杯、砕いたもの

ドライローズマリー　小さじ½杯、砕いたもの

塩　小さじ¼杯

スプレー式オイル

下準備時間：10 分

調理時間：1 時間 10 分

作り方：

スロークッカーに油をスプレーします。切断面を上にして、トマトを並べます。酢、オリーブオイル、にんにく、オレガノ、ローズマリー、バジル、塩を小さなボウルに混ぜ、トマトにかけます。

スロークッカーに蓋をし、スイッチをいれ、強火で 1 時間煮ます。

中サイズのテフロン加工のスキレットを中火にかけ、パン粉をかき混ぜながら、2−3 分きつね色になるまで火をいれます。火からおろし、パルメザンチーズを混ぜます。

スロークッカーからトマトを取り出し、皿に盛り付けます。残った煮汁を上にふりかけ、パン粉をかけます。10 分おいておき、それからいただきます。

栄養素（1 人前）：335kcal, 炭水化物 34g (食物繊維 5g, 糖質 8g), 脂質 18g (飽和脂質 4g), たんぱく質 10g, カルシウム 16%, 鉄分 12%, マグネシウム 15%, ビタミン A　40%, ビタミン C　52%, ビタミン E　18%, ビタ

ミン K　39%, ビタミン B1　15%, ビタミン B2　10%,
ビタミン B3　16%, ビタミン B6　15%, ビタミン B9
17%

28. ファラフェルバーガー

ヘルシーでお腹も満たされるヒヨコマメでつくるハンバーガーは如何でしょうか。トマトのサルサとグリーンサラダを添えて、ビタミン C を一緒に摂りましょう。

材料（2 人前）：

ヒヨコマメの缶 200g 、水洗いし、水切り

にんにく　1 片、みじん切り

赤たまねぎ小　1 個、みじん切り

クミン　小さじ½ 杯

コリアンダーのパウダー　小さじ½ 杯

チリパウダー　小さじ¼ 杯

全粒小麦　大さじ1 杯

パセリ　1 つかみ

オリーブオイル　大さじ1 杯

塩　1 つまみ

トマトのサルサ　100g

グリーンサラダ　2 カップ

全粒ピタパン　小　1 枚、2 枚にカット

下準備時間：10 分

調理時間：6 分

作り方：

キッチンペーパーでヒヨコマメの水気をとります。フードプロセッサーにいれ、にんにく、たまねぎ、パセリ、スパイス、小麦、塩を加えます。ほぼ滑らかになるまでまぜ、2 つに均等にわけ、楕円形に形を整えます。

テフロン加工のフライパンに油を熱し、バーガーを入れ、それぞれの面を 3 分焼きます。

トマトサルサとグリーンサラダを添え、トーストしたピタパンと共にいただきます。

栄養素（1 人前）：274kcal, 炭水化物　42g (食物繊維 7g,　糖質 4g), 脂質 1 g, たんぱく質 8g, 鉄分 12%, マグ

ネシウム 12%, ビタミン A 18%, ビタミン C　31%, ビタ
ミン B6　28%, ビタミン B9　20%

29.　きゅうりとクランベリーのサラダ

シンプルな野菜に、ジューシーなチェリートマト、甘いドライクランベリーと熟れたオリーブの、カラフルで味わい深いビタミン豊富な 1 品はいかがでしょう。スパイスを自分でミックスし、密封された容器で保存すれば 6 ヶ月もちます。

材料（2 人前）：

ミックスサラダ　3 カップ

ほうれん草　1 カップ

チェリートマト　1 カップ、半分にカット

きゅうり　中　1 本、みじん切り

オリーブオイル　大さじ 2 杯

レモン汁　大さじ 2 杯

水　大さじ 2 杯

ホームメイドスパイス　小さじ 1¼ 杯

ホームメイドスパイス：

クミン　小さじ½杯

コリアンダー　小さじ½杯

パプリカ　小さじ½杯

ターメリック　小さじ¼杯

ガーリックパウダー　小さじ¼杯

粉末唐辛子　小さじ 1/8 杯

下準備時間：20 分

調理時間：なし

作り方：

大きなボウルに、ミックスサラダ、ほうれん草、ト
マト、きゅうり、クランベリー、オリーブを混ぜま
す。.

小さな蓋つきの瓶に、オリーブオイル、水、調味料、
レモン汁を加え、ふりまぜます。

ドレッシングを野菜にかけ、あえて、2 つのボウルに
もりつけ、いただきます。

栄養素（1 人前）：212kcal, 炭水化物 19g (食物繊維 3g, 糖質 10g), 脂質 16g (飽和脂質 2g), たんぱく質 2g, 鉄分 11%, ビタミン A 31%, ビタミン C　35%, ビタミン E　12%, ビタミン K　132%, ビタミン B9　10%

30. キノアのピラフ

ビタミン A が豊富に含まれた低カロリーのベジタリアンディナーを試してみましょう。キノアとニホンかぼちゃはよく合い、歯ごたえのよいアーモンドを加えることにより、ヘルシーな脂質が加わります。

材料（2 人前）：

ニホンかぼちゃ 2 カップ、皮をむいて、角切り

調理済みキノア　1 カップ

にんにく　3 カップ、みじん切り

アーモンド 1/8 カップ、スライス

赤唐辛子小さじ 1/8 杯、砕いたもの

セージ　小さじ 1 杯、　切ったもの

塩　小さじ¼ 杯

下準備時間：10 分

調理時間：30 分

作り方：

オーブンを 220℃（ガス　7）に温めます。ニホンかぼちゃと、にんにくと赤唐辛子とオリーブオイルの半量を大きなボウルで混ぜます。かぼちゃに均等になじんだところで、ベーキングシートにのせ、30 分ほどオーブンで焼きます。裏返し、アーモンドを加え、さらに 5 分焼きます。

大きなボウルに、キノア、残りのオリーブオイル、セージ、塩を混ぜ、その上にかぼちゃとアーモンドを加えます。全ての材料をまぜあわせ、いただきます。

栄養素（1 人前）：　287kcal, 炭水化物 43g (食物繊維 3g, 糖質 4g), 脂質 12g (飽和脂質 1g), たんぱく質 7g, カルシウム 10%, 鉄分 15%, マグネシウム 34%, ビタミン A　457%, ビタミン C　52g, ビタミン E　29%, ビタミン B1　17%, ビタミン B2　11%, ビタミン B3　13%, ビタミン B6　18%, ビタミン B9　20%

31.　アボカドとグレープフルーツのサラダ

低炭水化物、ビタミン豊富な 1 品で、アボカドとグレープフルーツのサラダは、柑橘系とクリーミーな味わいの完璧な組み合わせです。アボカドはおいしく、ヘルシーな脂質が豊富に含まれ、サラダに風味を足します。

材料（2 人前）：

ほうれん草の葉　4 カップ

グレープフルーツ　1 個、剥いたもの

アボカド　½ 個、スライス

オリーブオイル　大さじ 1 杯

ラスベリービネガー　大さじ 1 杯

水　小さじ 1 杯

黒糖　小さじ½ 杯

塩　1 つまみ

下準備時間：5 分

調理時間：　なし

作り方：

皿にほうれん草、グレープフルーツ、アボカドのスライスを盛り付けます。

ラズベリービネガー、オリーブオイル、水、砂糖、塩を小さなボウルで混ぜます。

それを先ほどの野菜にかけ、いただきます。

栄養素（1 人前）：209kcal, 炭水化物 19g (食物繊維 5g, 糖質 8g), 脂質 14g (飽和脂質 2g), たんぱく質 4g, 鉄分 12%, マグネシウム 18%, ビタミン A　141%, ビタミン C　102%, ビタミン E　111%, ビタミン K　380%, ビタミン A 10%, ビタミン B2　11%, ビタミン B5　10%, ビタミン B6　15%, ビタミン B9　44%

32.　ヒヨコマメのスープ

味わいのあるモロッコ風味で、ヘルシーな炭水化物でできたベジタブルスープに新鮮なパセリを加えましょう。この低カロリーのスープは、1 日の最後の食事として最適です。

材料（2 人前）：

ヒヨコマメの缶　200g 、水洗いし、水切り

トマトの缶　200g 、みじん切り

にんにく　1 片、みじん切り

たまねぎ　中½ 個、みじん切り

セロリーの芯　中　1 本、みじん切り

冷凍ソラマメ 50g

ベジタブルストック　300ml

クミン　小さじ1 杯

レモン¼ 個分のジュースと皮

黒こしょう　1 つまみ

塩　1 つまみ

下準備時間：20 分

調理時間：25 分

作り方：

鍋に油を熱し、セロリー、たまねぎ、にんにくを 10 分ほど炒めます。クミンを加え、さらに 1 分ほど炒めます。

火力を上げ、ストック、トマト、ヒヨコマメ、こしょうを加え、8 分ほど煮込みます。ソラマメとレモン汁を加え、さらに 2 分ほど煮ます。塩を加え、レモンの皮をトッピングにし、いただきます。

栄養素（1 人前）： 181kcal, 炭水化物 36g (食物繊維 6g, 糖質 5g), 脂質 1g, たんぱく質 8g, 鉄分 16%, マグネシウム 13%, ビタミン C　25%, ビタミン K　10%, ビタミン B6　28%, ビタミン B9 27%

33.　グリル野菜のサラダ

食物繊維とビタミンが豊富に含まれ、色んな種類の野菜を使った軽い 1 品を試してみて下さい。裂いたモッツアレラチーズを添えて、味にパンチをきかせましょう。

材料（2 人前）：

なすび　1 本、1cm 幅にカット

たまねぎ　2 個、½ cm 幅に輪切り

サンドライトマトのオイル漬け　6 個、油きりし、細長くカット

黒オリーブ　6 個

赤ピーマン　2 個

にんにく　1 片、みじん切り

赤唐辛子　1 本、みじん切り

オリーブオイル　大さじ 2 杯

ワインビネガー　大さじ 1 杯

バジル　1 つかみ、粗くちぎったもの

下準備時間：20 分

調理時間：1 時間

作り方：

グリルでピーマンを黒く焼き、ボウルにいれ、蓋をして冷まします。

オイル、ビネガー、にんにく、赤唐辛子をボウルに混ぜます。熱したグリドルで、なすび、たまねぎを、網のマークが両面につき柔らかくなるまで焼きます。野菜が焼けたら、先ほど作ったドレッシングにつけ、たまねぎは輪をほぐします。

ピーマンが触れるほどの熱さになったら、皮と種を取り除きます。細長くカットし、他の野菜と一緒にドレッシングにつけます。トマト、オリーブ、バジルを加え、味を調え、いただきます。

栄養素（1 人前）： 285kcal, 炭水化物 33g (食物繊維 12g, 糖質 15g), 脂質 14g (飽和脂質 2g), たんぱく質 4g, マグネシウム 18%, ビタミン A　79% ビタミン C 290%, ビタミン E　22%, 鎧 m ン K　28%, ビタミン B1 13%, ビタミン B2　16%, ビタミン B3　17%, ビタミン B5　11%, ビタミン B6　33%, ビタミン B9　31%

34.　豆腐ディナー

豊富なミネラルとたんぱく質が含まれた、菜食主義者にも優しい 1 品です。甘辛い味付けでより味わいが引き立ちます。蒸したカリフラワーを添えて、ビタミンを摂取しましょう。

材料（4 人前）：

豆腐 800g

醤油　½ カップ

ごま油　大さじ 2 杯

オリーブオイル　大さじ 1 杯

チリフレーク　大さじ 1 杯

にんにく　4 片、　みじん切り

すりおろし生姜　大さじ 1 杯

塩、味付け用に

下準備時間：5 分

調理時間：15 分

作り方：

醤油、ごま油、生姜、チリフレーク、塩をボウルに混ぜ、おいておきます。

鍋にオリーブオイルを入れ、熱し、豆腐を 10 分ほど揚げます。

さきほどのソースを、鍋に入れ、3－5 分火を加えます。ソースが煮詰まって、豆腐に火が入ったら、いただきます。

栄養素（1 人前）：185kcal, 炭水化物 4g (食物繊維 2g, 糖質 2g), 脂質 15g (飽和脂質 3g), たんぱく質 18g, カルシウム 34%, 鉄分 19%, マグネシウム 19%, ビタミン B2 11%, ビタミン B6　11%

35. エンドウマメとアーティチョークのピュレー

たった 15 分でできる、低カロリー、低炭水化物のこの新鮮な 1 品を試してみてください。冷やして召し上がれば、夏の食事に適したものになり、食卓が緑で華やかになるでしょう。

材料（2人前）：

アーティチョークの芯の瓶詰め 100g

冷凍エンドウマメ 140g

クミン　大さじ 1 杯

レモン汁　大さじ 2 杯

オリーブオイル　大さじ 2 杯

ミントの葉　1 つかみ

塩　1 つまみ

こしょう　1 つまみ

下準備時間：10 分

調理時間：5 分

作り方：

ボウルにエンドウマメを入れ、熱湯を加えます。5 分そのままにしておき、水切りをし、フードプロセッサーに、その他の食材といれます。粗いピュレーになるまで、パルスを押し、ボウルに移し変え、ラップをかけます。冷やしていただきます。

栄養素（1 人前）：198kcal, 炭水化物 15g (食物繊維 7g, 糖質 3g), 脂質 14g (飽和脂質 2g), たんぱく質 4g, マグネシウム 12%, ビタミン n A　30%, ビタミン C　22%, ビタミン K　34%, ビタミン B1　15%, ビタミン B9 18%

スナック

1.　　リンゴとピーナツバター

リンゴ小をスライスし、小さじ１杯のピーナツバターをぬります。

栄養素：189kcal, たんぱく質 4g, 炭水化物 28g (食物繊維 5g, 糖質 20g), 脂質 8g　(　飽和脂質 1g), ビタミンＣ 14% , ビタミンＢ３　14%

2.　　ギリシャ風ヨーグルトとストロベリー

150g のギリシャヨーグルトに中サイズの苺５個をそれぞれ半分に切り、混ぜます

栄養素 150kcal, たんぱく質 11g, 炭水化物 10g (　糖質 10g), 脂質 8g　(　飽和脂質 5g), カルシウム 10% , ビタミンＣ　60%

3.　　ポップコーン１カップ

栄養素: 31kcal, たんぱく質 1g, 炭水化物 6g　(食物繊維 1g)

4.　スムージー

ミキサーに、½カップのブルーベリー、1 カップのほうれん草、½カップの低脂肪ギリシャ風ヨーグルト、½カップのパイナップル味のココナッツウォーターを入れ、混ぜます。

栄養素：　168kcal, 炭水化物 24g (食物繊維 3g f, 糖質 8g), たんぱく質 17g, カルシウム 23%, ビタミン A 57%, ビタミン C　73%, ビタミン K　199%, ビタミン 9 16%

5.　トレイルミックス

½ カップの全粒シリアルと大さじ 2 杯のレーズンとアーモンド 12 粒をまぜます。

栄養素: 222kcal, 炭水化物 35g (食物繊維 4g, 糖質 15g), 脂質 9g 、たんぱく質 2g, マグネシウム 10%, ビタミン E　18%

6.　きゅうりとランチソース

1 カップのきゅうりをスライスし、大さじ 1 杯のランチソースをかけます。

栄養素：89kcal, 炭水化物 5g (糖質 2g), 脂質 8g (飽和脂質 1g), ビタミン K　45%

7.　　ハムとパイナップル

30g の薄くスライスされたターキーハムを細長く切り、アコーディオンのように折りたたみます。それを、3/4 カップのパイナップルと一緒に串にさします。

栄養素：100kcal, 炭水化物 15g　(食物繊維 2g, 糖質 13g),　脂質 2g , たんぱく質 5g, ビタミン C　95%

8.　　フルーツのパフェ

¼ カップのグラノーラ、¼カップのブルーベリー、¼ カップのラズベリー、¼ カップの無脂肪のカッテージチーズを順番にグラスにいれます。

栄養素：204kcal, 炭水化物 29g　(食物繊維 2g, 糖質 12g), 脂質 3g, たんぱく質 9g, ビタミン C　44% , ビタミン K　10%

9.　　ライ麦のクリスプ

ライ麦のクリスプ 2 枚に大さじ 2 杯の低脂肪のクリームチーズをぬり、 ¼ カップのきゅうりのスライスをのせていただきます。

栄養素：138kcal, 炭水化物 35g　(食物繊維 6g, 糖質 2g), 脂質 8g (飽和脂質 2g), たんぱく質 4g

10.　　ベジタブルディップ

新鮮な野菜をカットし（1 カップのピーマン、ブロッコリー、セロリー、カリフラワー）1/3 カップのハマースにつけていただきます。

栄養素：141kcal, 炭水化物 12g　(食物繊維 5g), 脂質 8g (飽和脂質 1g), たんぱく質 6g, ビタミン A　11%, マグネシウム 15%, ビタミン C　11%, ビタミン K　78%, ビタミン B10　10%, ビタミン B9　17%

11.　　キャロットとランチソース

ベビーキャロット 10 本を大さじ 2 杯のランチソースにつけていただきます。

栄養素：181kcal, 炭水化物 10g （食物繊維 3g, 糖質 6g), 脂質 16g （飽和脂質 2g), たんぱく質 1g, ビタミン A 276%, ビタミン K 58%

12.　　洋ナシとチーズ

小さい洋ナシをスライスし、低脂肪のチーズスティックといただきます。

栄養素：146kcal, 炭水化物 26g (食物繊維 5g, 糖質 15g), 脂質 3g （飽和脂質 2g), たんぱく質 7g, ビタミン C 10%

13.　　大豆のロースト

栄養素（20g）：155kcal, 炭水化物 11g （食物繊維 2g),　脂質 7g (飽和脂質 1g), たんぱく質 11g

14.　　チェリートマトとカッテージチーズ

チェリートマト 5 個を半分に切り、大さじ 2 杯のカッテージチーズをぬり、ディルと塩 1 つまみをふりかけます。

栄養素：58kcal, たんぱく質 4g, 炭水化物 10g, ビタミン A　30%, ビタミン C　40%, ビタミン K　20%, ビタミン B1　10%, ビタミン B6　10%, ビタミン B9　10%

著者によるその他の作品

体重を減らすジュースレシピ 50:

10 日以内に痩せる方法

究極の体づくり：

薬やシェイクなしで、プロのボディビルダーやコーチの間で利用されている、体調・栄養・精神的な強さを、向上させるための効果的な秘密とコツを学びます

www.ingramcontent.com/pod-product-compliance
Lightning Source LLC
Chambersburg PA
CBHW072106040426
42334CB00042B/2516